Algunos secretos nunca deben guardarse

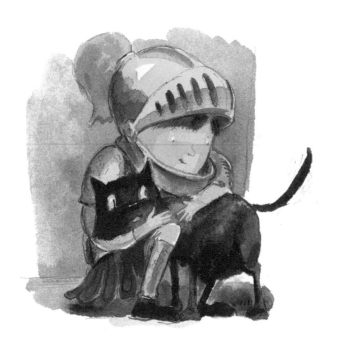

por **Jayneen Sanders**   ilustrado por **Craig Smith**

Nota del autor

Como madre de tres niños pequeños que soy, supe que en algún momento de sus jóvenes vidas, puede que no esté ahí para ayudarles. Al charlar con ellos acerca de su primera quedada a dormir en casa de sus amigos, tuve que afrontar el delicado tema acerca de cómo debían protegerse a sí mismos de tocamientos inapropiados. Me propuse escribir este libro para que padres, cuidadores y educadores tuvieran una herramienta (que yo no tuve) para dar paso a una charla sobre protección personal. Más vale prevenir que curar. Si una situación como la que se encontró Sir Alfred le ocurriera a un niño, espero con sinceridad que pueda aplicar lo que aprendió de este cuento y de la charla esencial que más tarde se derive del mismo, y que hable alto y claro.

Jayneen Sanders es una madre de tres hijas, además de profesora y autora.

Algunos secretos nunca deben guardarse
Publicación de Educate2Empower Publishing
an imprint of
UpLoad Publishing Pty Ltd
Victoria Australia
www.upload.com.au

Publicado por vez primera en 2011
Esta edición se publicó en 2013

Escrito por Jayneen Sanders
Ilustración de portada e ilustraciones por Craig Smith
Diseñado por Susannah Low, Butterflyrocket Design

Algunos secretos nunca deben guardarse
ISBN: 978-0-9871860-2-7

Dedicatorias

Dedicado a mi marido y a mis hijos, que me apoyan en todo lo que hago. JS

A los niños que sufren: sed valientes y contadlo. JS

Para George Tetlow, quien me inició en el mundo del dibujo. CS

Nota al lector

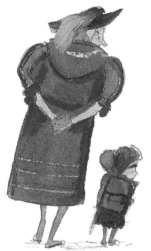

Es importante educar a los niños en seguridad personal para que hablen con claridad en el momento en que sean tocados de forma inapropiada. A continuación les voy a mostrar algunos consejos generales de 'seguridad corporal', y ciertas pautas más específicas a seguir cuando lea a su hijo *Algunos secretos nunca deben guardarse*.

Consejos generales de seguridad corporal

- A menudo, los niños tienen dificultades a la hora de contar cómo se sienten. Por ello, ofrézcales oportunidades a diario para que hablen de sus sentimientos. Hágales preguntas como: *¿Cómo te sientes cuando es tu cumpleaños? ¿O cuando acaricias a un perrito? ¿O cuando te deslizas por un gran tobogán por primera vez?*

- Hable de sentimientos 'seguros' e 'inseguros', y comparta ideas acerca de situaciones. Hable de cómo se sienten sus hijos cuando están preocupados. Hábleles de lo que está pasando con su cuerpo: manos sudorosas, corazón acelerado, ganas de llorar, una sensación enfermiza en su estómago, rodillas quebradizas, etc. Efectivamente, *éstas son Señales Tempraneras de que algo no va bien*. Anime a sus hijos a que le cuenten sus sentimientos.

- Enséñeles la expresión 'partes corporales íntimas'. Explíquele a su hijo que sus partes íntimas son las que están cubiertas por un traje de baño. Emplee la terminología correcta desde una edad temprana. Aclare a su hijo que nadie puede tocar sus partes íntimas (lo que también incluye su boca), y que debe exhortar con un '¡Para!' o con un '¡No!, en caso de que alguien lo intente. Explíquele que debe contarle a alguien de confianza acerca de tocamientos inapropiados. Haga que su hijo practique esto sacando su mano y diciendo '¡Para!' o '¡No! Explique a su hijo que también está mal si él/ella toca las partes íntimas de otra persona, incluso si se lo pidieran. Hable brevemente acerca de cuándo es apropiado si alguien le toca; por ejemplo, un doctor, estando usted u otra persona adulta de confianza en la misma sala.

Lectura de 'Algunos secretos nunca deben guardarse'

1 Explique a su hijo que va a leerle un cuento muy especial. Muéstrele la portada y léale el título. Pregunte: *¿Quién crees que es este muchachito? ¿Cómo crees que se siente en este momento?¿Por qué crees que se siente así?*

2 Lea el cuento, pare y hable acerca de las ilustraciones siempre que sea apropiado. Nota: en la primera lectura, le sugerimos que mantenga las charlas acerca de las ilustraciones lo más breves posibles, para evitar perder el hilo del relato. Al acabar el cuento, diríjase a la charla que plantean las preguntas en la parte posterior del libro. Dedique el tiempo que considere adecuado a cada pregunta. *Nota:* al leer el cuento de nuevo, hable un poco acerca del lenguaje corporal del muchachito del cuento, y pregúntele cómo debe sentirse el muchachito

3 Revise el cuento con su hijo a la semana siguiente. Diga: *¿Te acuerdas de este cuento? ¿Qué Señales Tempraneras mostró el muchachito? ¿Qué harías si alguien tocara tus partes íntimas?* Aclare a su hijo que debe exhortar a la persona que pare, y que es importante que se lo cuente a alguien de su confianza, insistiendo hasta que esa persona lo crea.

4 Continúe a raíz de esta charla haciendo que su hijo haga una lista de tres a cinco adultos (incluyendo adolescentes de más edad) a quienes él/ella les contaría en caso de sentir inseguridad o si experimenta Señales Tempraneras. Háblele acerca de cómo estas personas forman parte de su 'red'; personas en las que confía y que le creerían.

5 Revise el cuento cada pocos meses o cuando surja una situación en la que, por ejemplo, su hijo esté bajo los cuidados de otra persona. Aclare los mensajes clave: su cuerpo es *su propio* cuerpo, y nadie tiene derecho a tocarlo, y los secretos que le hacen sentirse malo e incómodo nunca deben guardarse.

Para acceder a hipervínculos de grupos de relevancia o para obtener más información, acuda a **www.e2epublishing.info**

Recuerde: ¡Más vale prevenir que curar! Anime a que otros enseñen acerca de la seguridad corporal.

En un país no muy lejano,
vivía un caballerito muy valiente.

Sir Alfred, que así le llamaban, vivía en una
diminuta casita con su madre, Lady Susan.

Lady Susan gozó en su día de una vida fabulosa y
llena de glamour, pero desde que se divorció del
padre de Sir Alfred, eran bastante pobres.

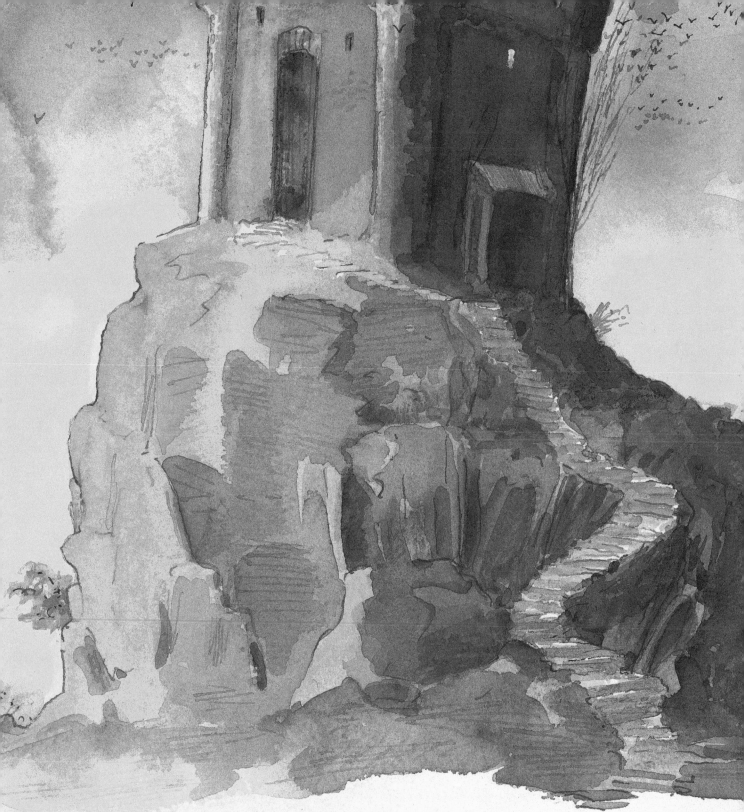

Lady Susan trabajaba muy duro día tras día, y se
encargaba de la limpieza del castillo más grande
de la región. El castillo era propiedad del rico y
famoso Lord Henry Votnar.

Dado que Alfred era tan solo un caballerito, y que no podía quedarse en casa solo, siempre iba al castillo de Lord Henry después de la escuela. Mientras Lady Susan seguía limpiando y fregando, Lord Henry se hacía cargo del pequeño Alfred.

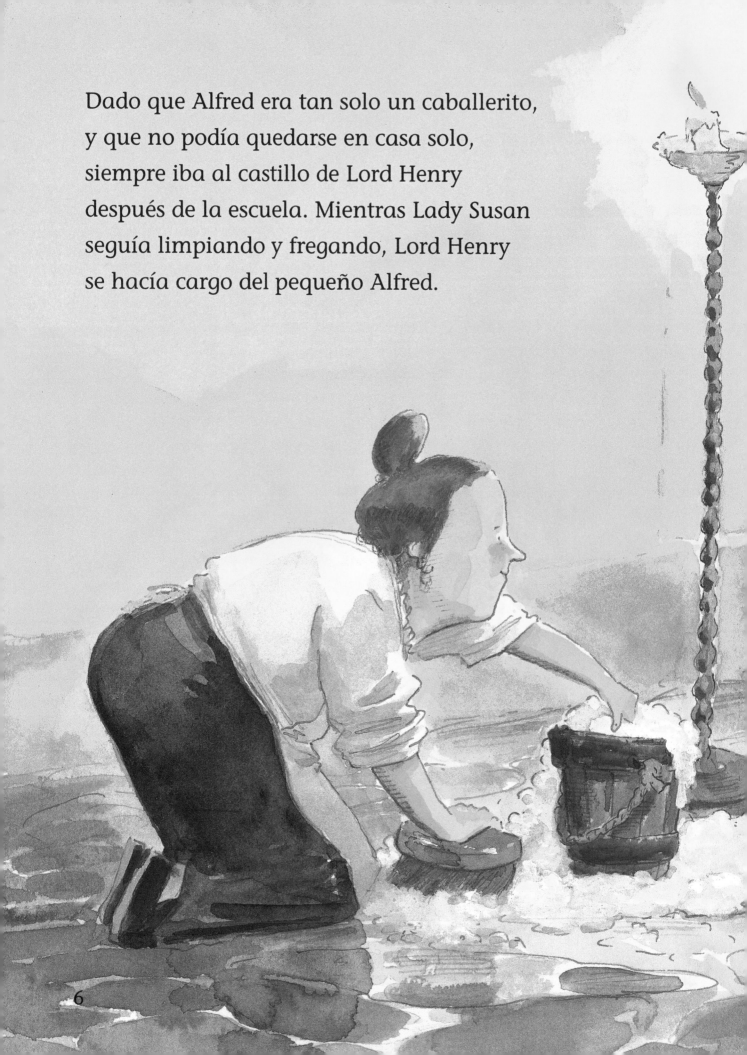

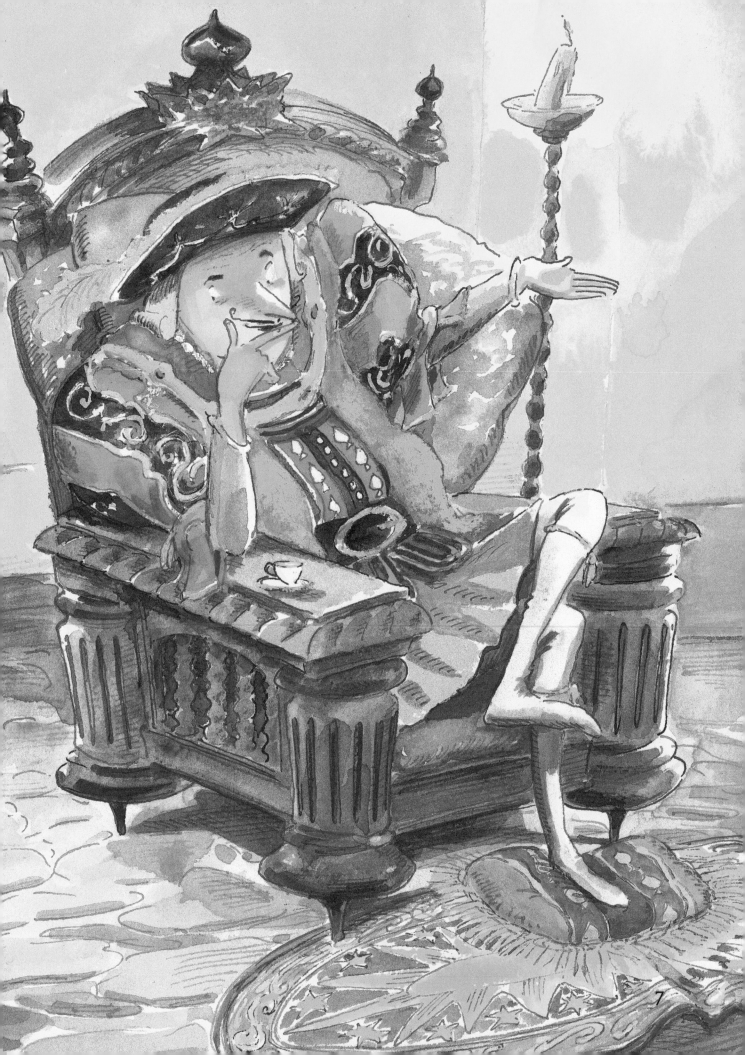

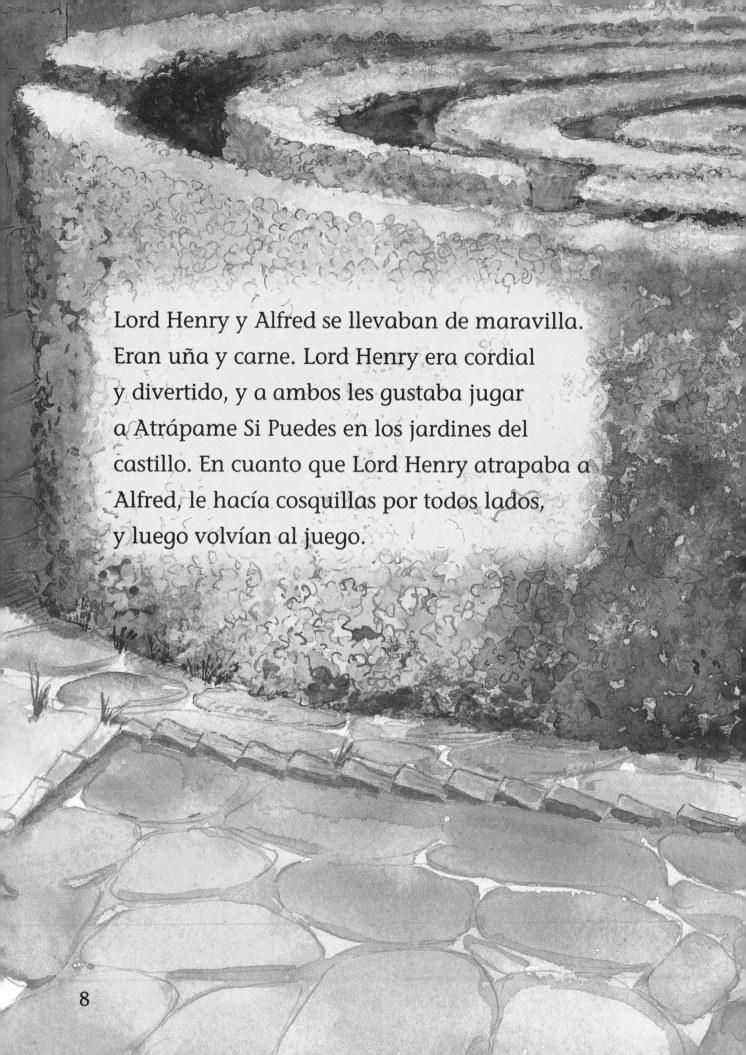

Lord Henry y Alfred se llevaban de maravilla.
Eran uña y carne. Lord Henry era cordial
y divertido, y a ambos les gustaba jugar
a Atrápame Si Puedes en los jardines del
castillo. En cuanto que Lord Henry atrapaba a
Alfred, le hacía cosquillas por todos lados,
y luego volvían al juego.

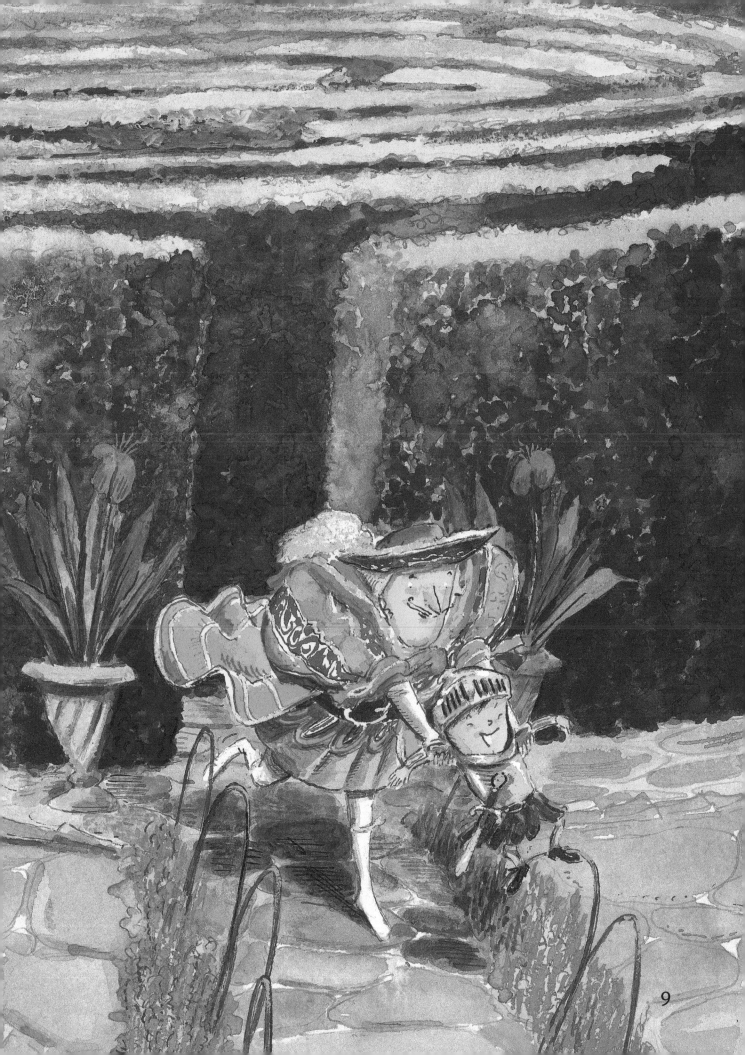

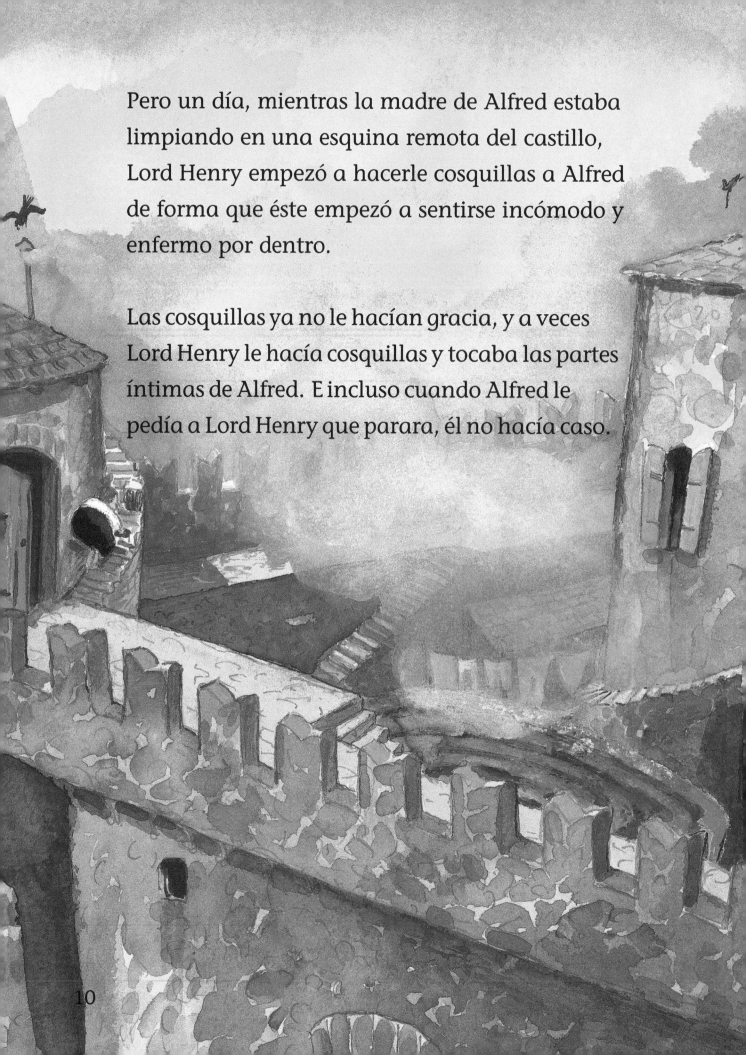

Pero un día, mientras la madre de Alfred estaba limpiando en una esquina remota del castillo, Lord Henry empezó a hacerle cosquillas a Alfred de forma que éste empezó a sentirse incómodo y enfermo por dentro.

Las cosquillas ya no le hacían gracia, y a veces Lord Henry le hacía cosquillas y tocaba las partes íntimas de Alfred. E incluso cuando Alfred le pedía a Lord Henry que parara, él no hacía caso.

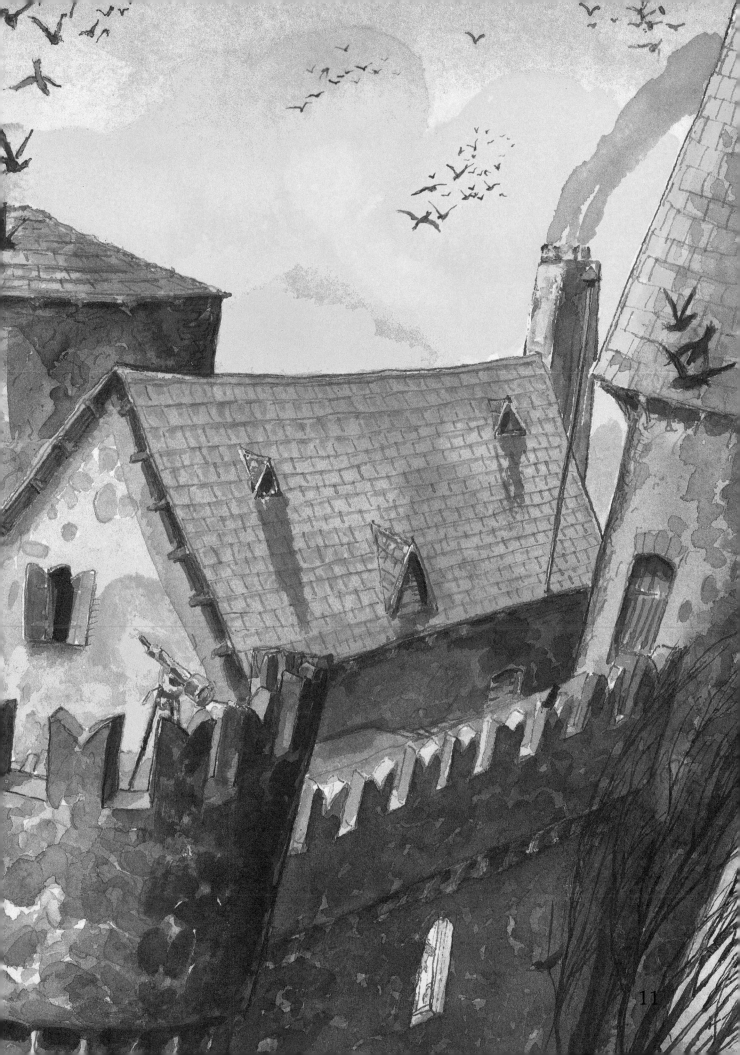

"Venga ya, Alfred," reía Lord Henry. "Es divertido. No hay nada malo en hacer unas pocas cosquillas."

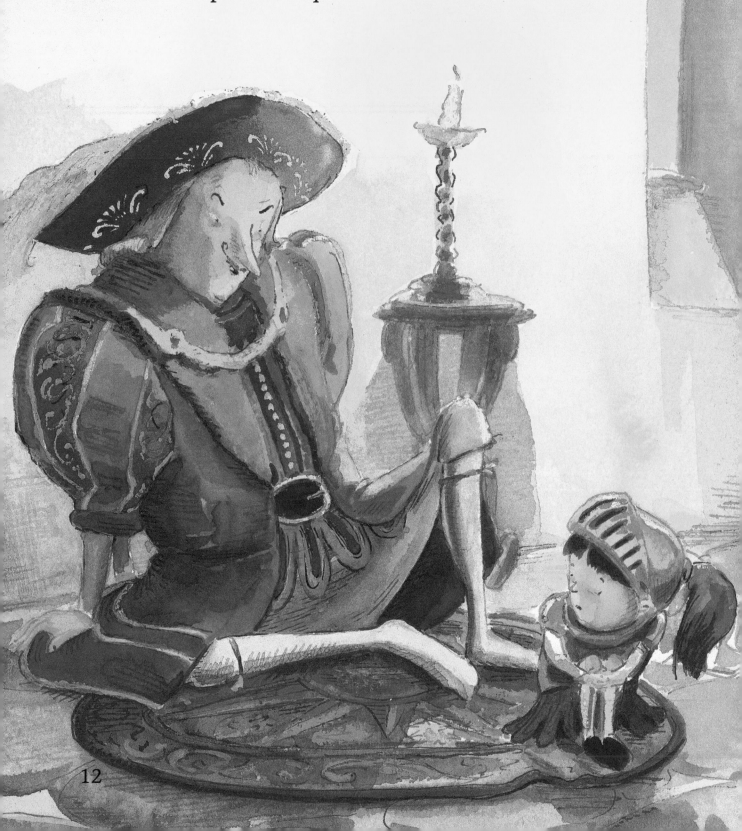

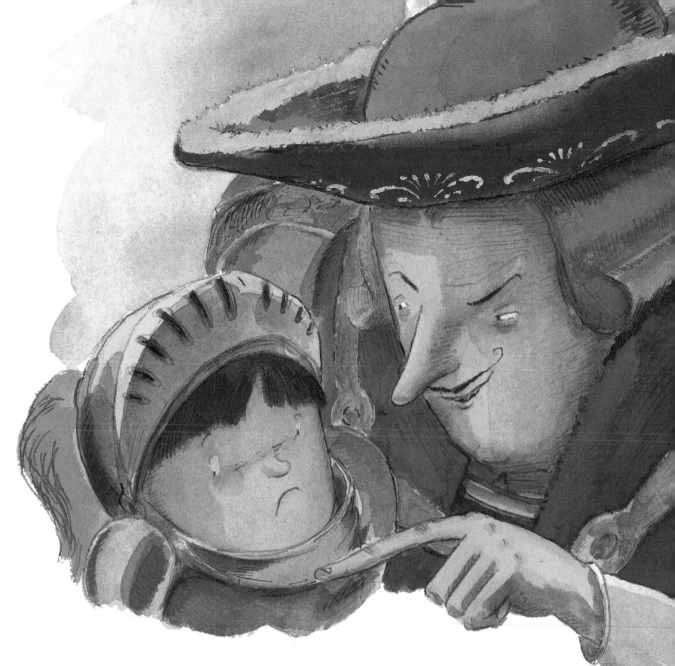

"Pero," avisó Lord Henry, "nunca debes contarle
a nadie nuestro juego de cosquillas. Debe ser
nuestro secreto especial. Porque . . ." prosiguió
Lord Henry, "si lo cuentas, me temo que tu mamá
no podrá limpiar mi castillo nunca más, y no
tendréis dinero para comida ni para ropa y . . .
Todo será TU culpa, Alfred."

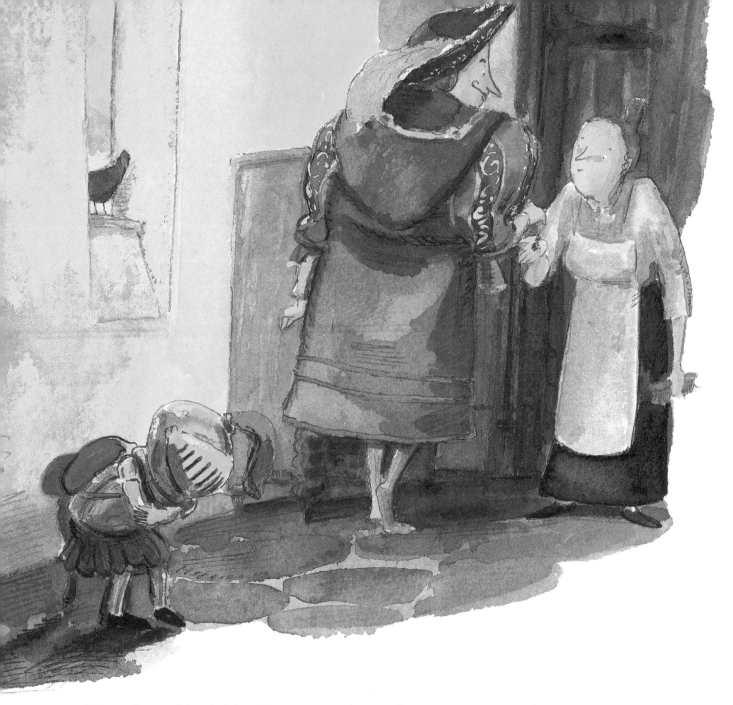

El pobre Sir Alfred se sintió mal y preocupado.
Sabía que algunos secretos NUNCA JAMÁS deben
guardarse – aquellos secretos que le hacían sentirse
mal e incómodo. Secretos como éste. Pero si se lo
contara a alguien, su mamá podría perder su trabajo y
no tendrían dinero. Y lo peor de todo – sería su culpa.

Esa noche, el pequeño Sir Alfred se fue a casa
con el corazón muy pesado. No probó la cena y
apenas intercambió palabras con su madre.
Se metió en la cama sintiéndose triste y solitario,
con el secreto incrustado en su corazoncito.

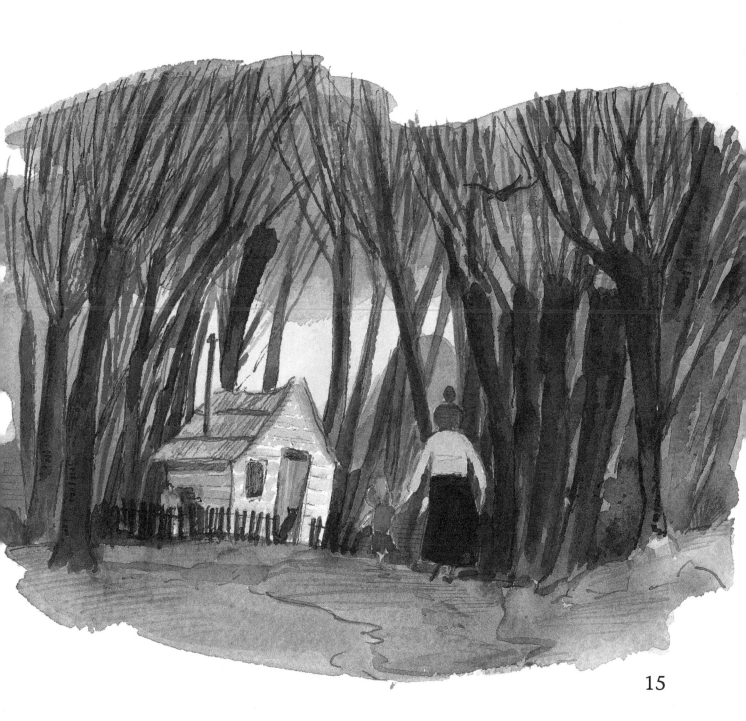

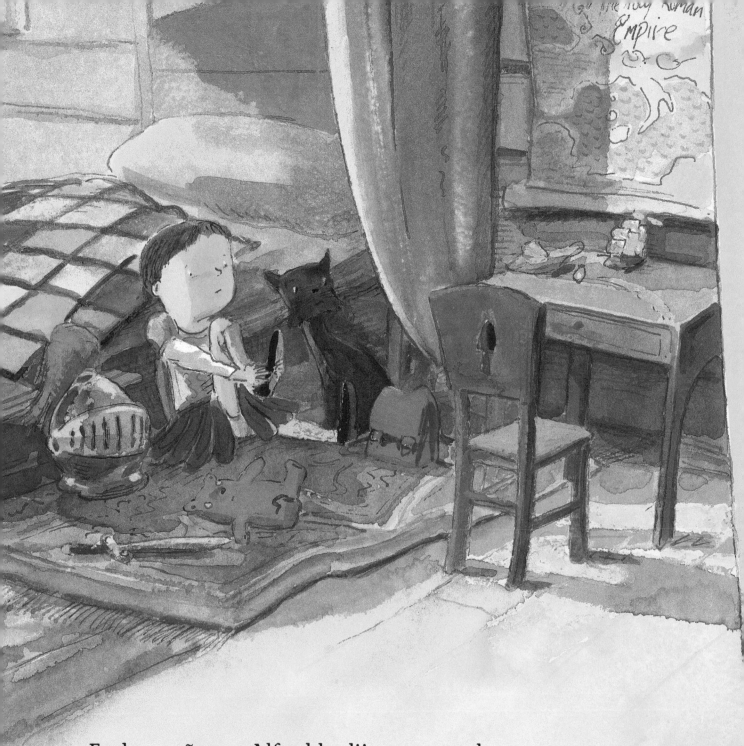

En la mañana, Alfred le dijo a su madre que no
quería que Lord Henry le cuidara más. Lady Susan
le miró brevemente y sonrió, "No seas bobo, Alfred.
Todo el mundo quiere a Lord Henry. Es uno de los
hombres más amables y agradables del mundo.
Tenemos mucha suerte de que te cuida."

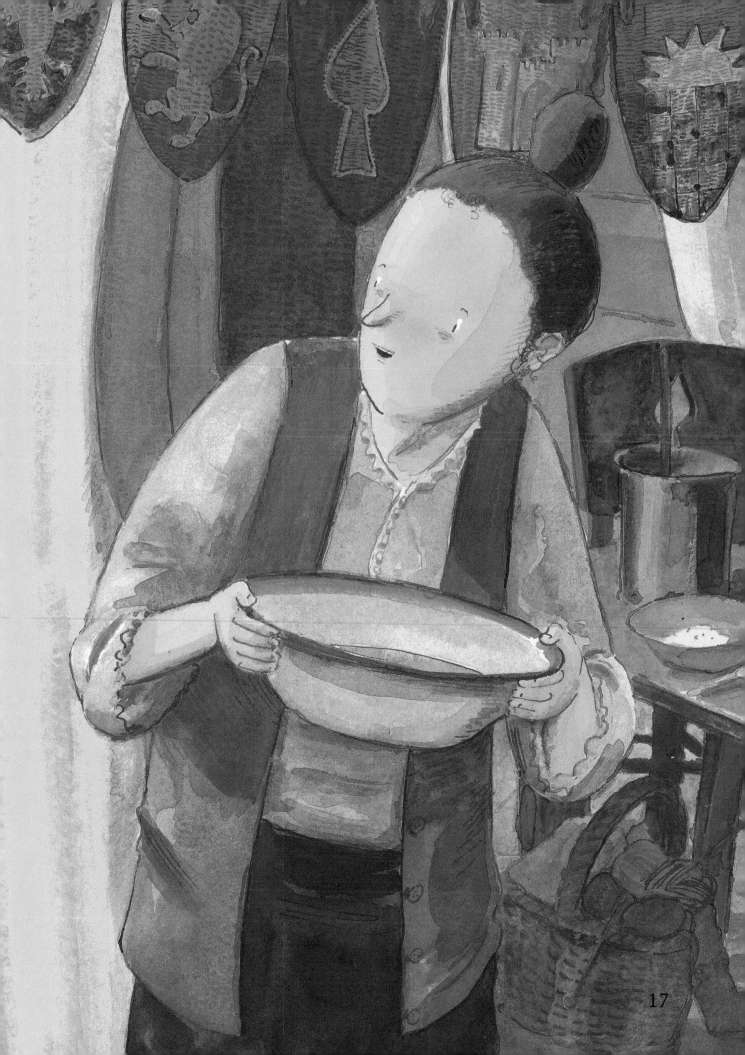

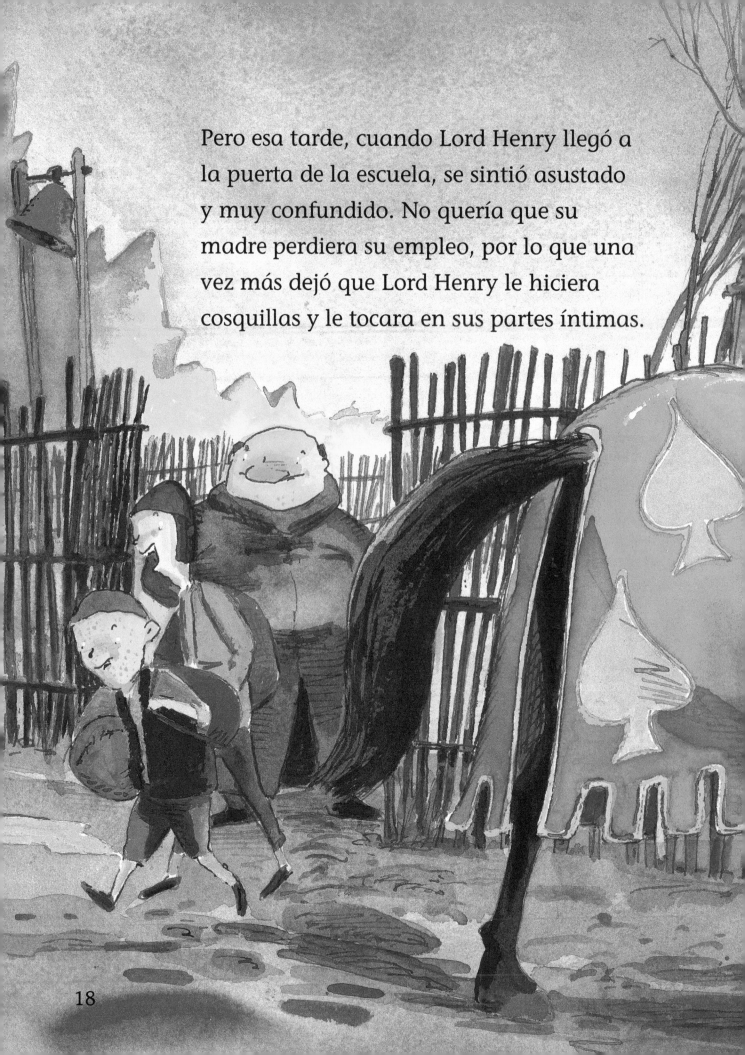

Pero esa tarde, cuando Lord Henry llegó a la puerta de la escuela, se sintió asustado y muy confundido. No quería que su madre perdiera su empleo, por lo que una vez más dejó que Lord Henry le hiciera cosquillas y le tocara en sus partes íntimas.

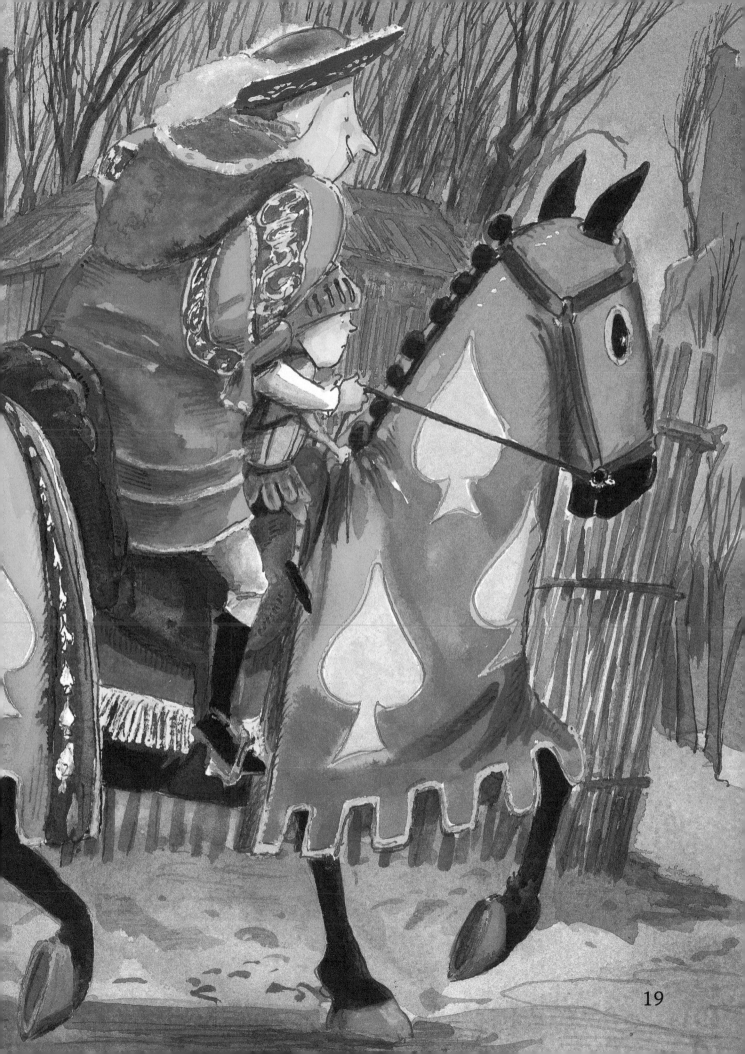

Cuando Alfred llegó a casa esa noche, se sintió tan enfermo que se fue directo a la cama. Mientras yacía en la oscuridad de su habitación; lloraba y lloraba. Grandes sollozos le salían desde el fondo de su corazón. Se sentía tan solo y tan asustado.

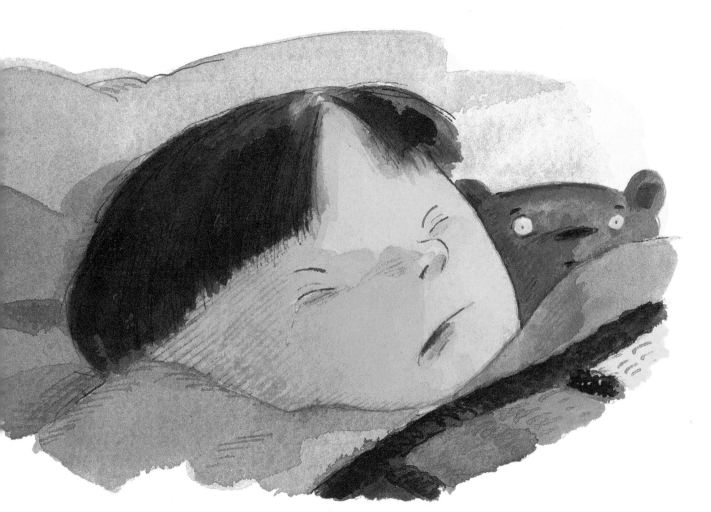

Desde su silla mecedora de la cocina, Lady Susan podía oír los sollozos de Alfred. Paró de tejer y se fue directa a ver a su hijito.

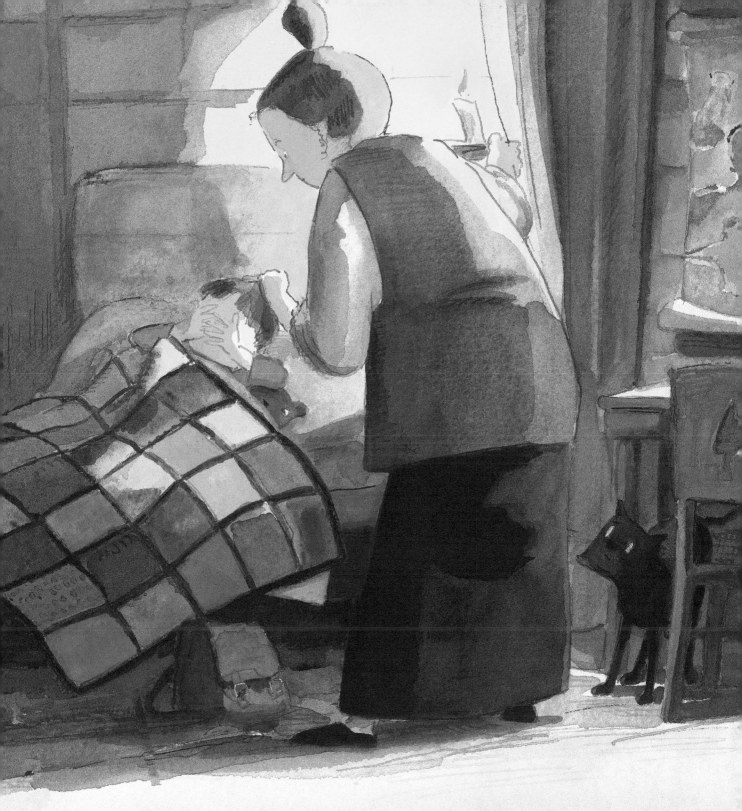

"¿Pero qué es lo que pasa?" preguntó.
Pero Alfred no soltó palabra. De contarle a
su madre su horrible secreto, perdería su
trabajo y no tendrían dinero ni nada que comer.

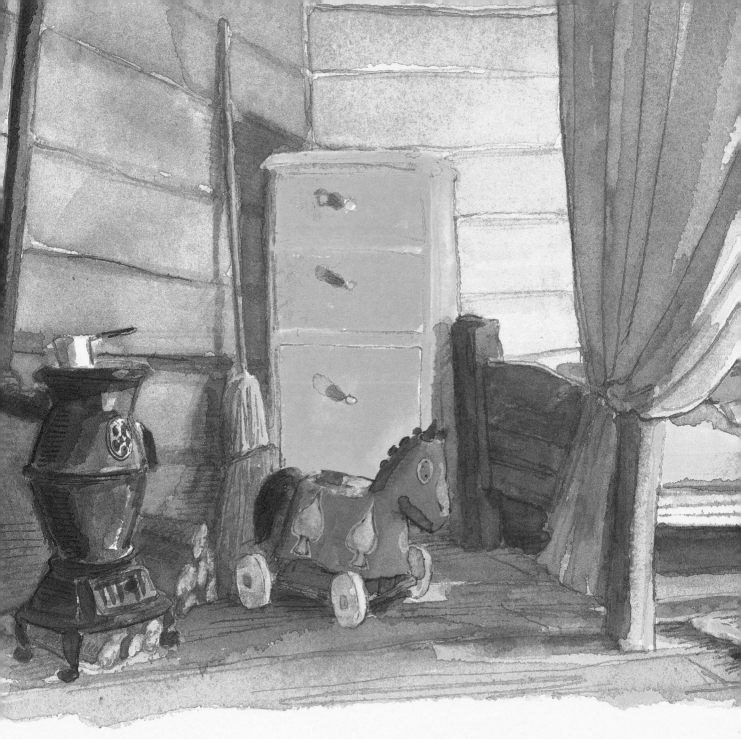

Lady Susan abrazó a su hijito de forma cariñosa y tierna. Puso su cara en sus manos y le miró directamente a los ojos. "No hay nada que no puedas contarme," dijo ella. "Nada en absoluto. Siempre te he dicho, Alfred, que hay secretos que NUNCA JAMÁS deben guardarse."

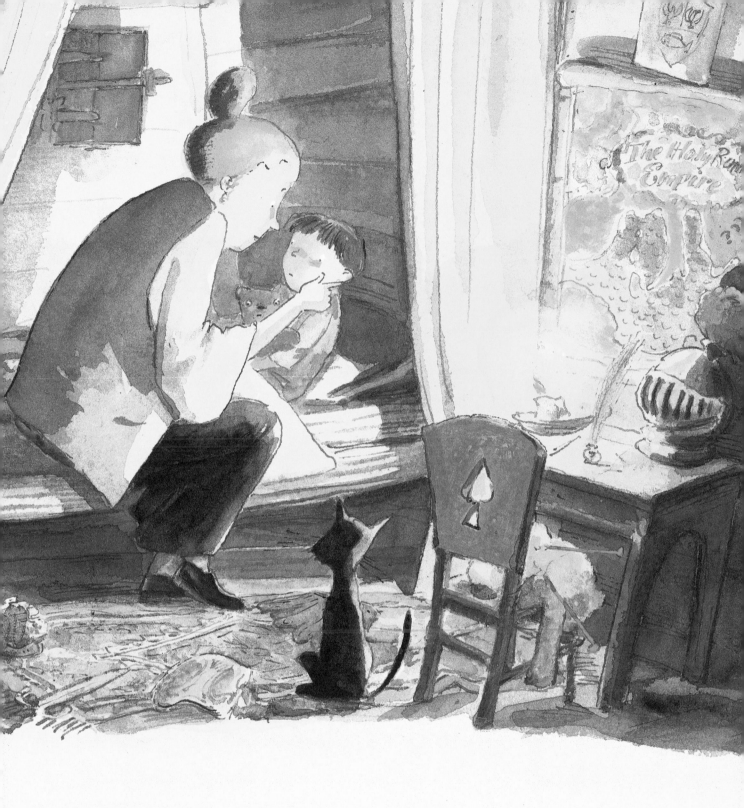

El pobrecito de Sir Alfred se sentía tan confundido.
No sabía si contárselo a su madre o no. ¿Y si ella
no le creyese? ¿Qué pasaría si perdiera su trabajo y
fuera por su culpa?

Finalmente, tras muchas lágrimas y varios abrazos tiernos de su madre, el pequeño Sir Alfred decidió ser valiente. Decidió contarle ese secreto tan terrible.

Nada más empezar, sus palabras salían una tras otra. Le contó a su madre acerca del cosquilleo y los tocamientos, y lo incómodo y enfermo que le hacían sentirse.

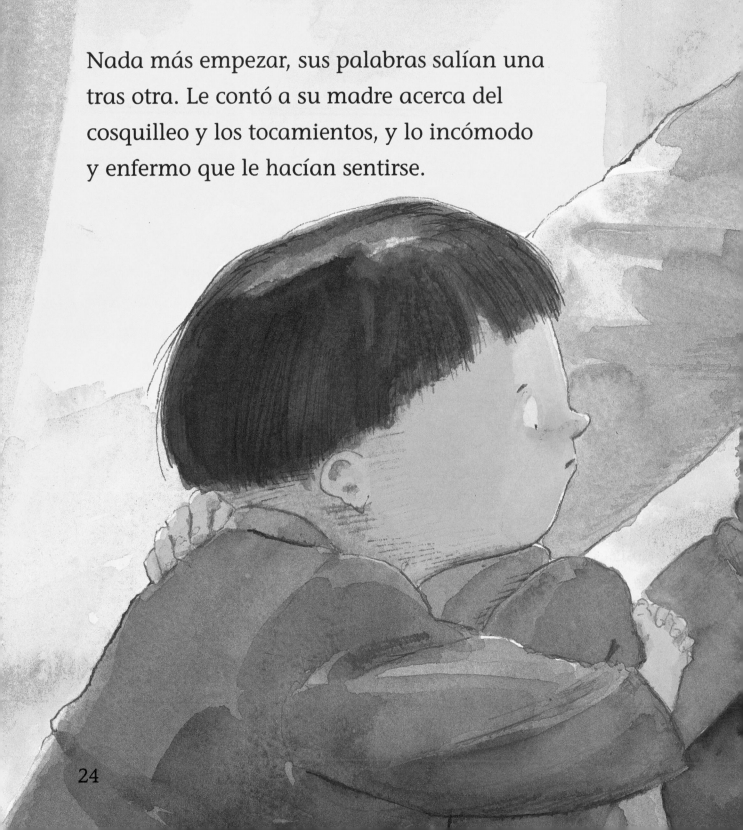

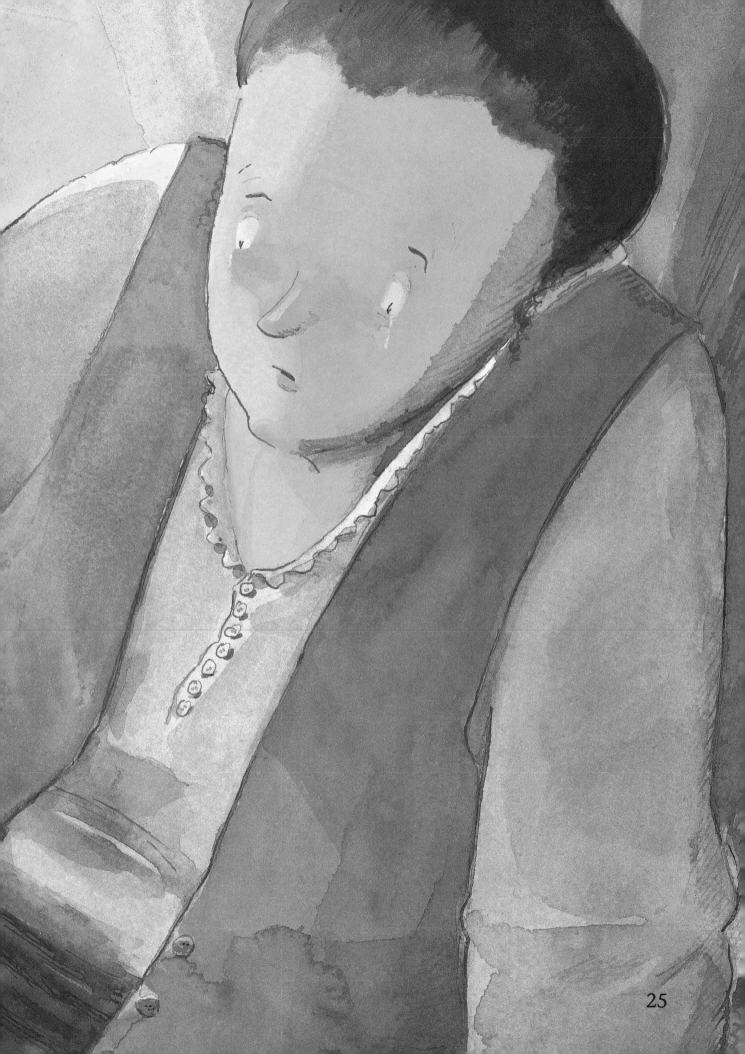

Le contó que Lord Henry le dijo que debía guardar el secreto, y que, de contárselo a alguien, Lady Susan perdería su trabajo y no tendrían dinero – y que todo sería por su culpa.

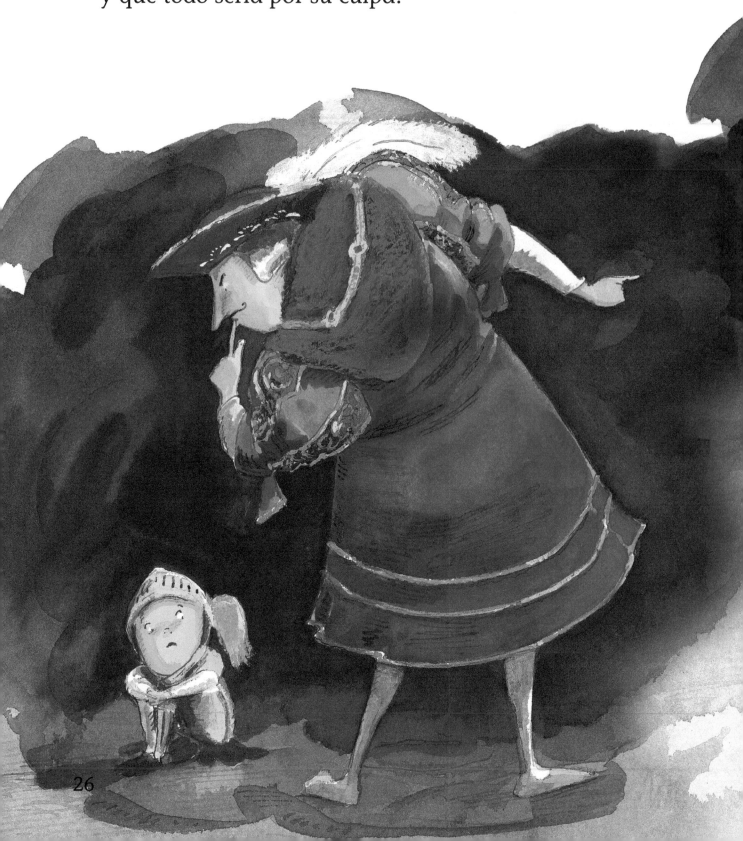

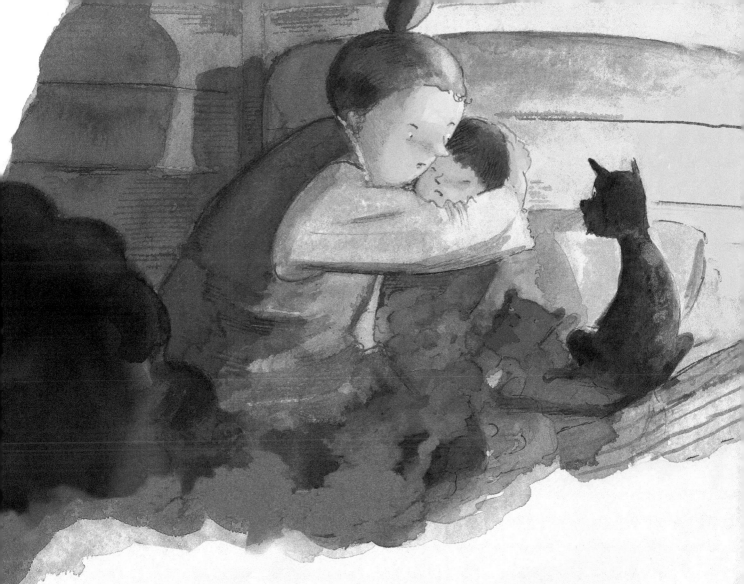

Lady Susan abrazó a su hijo con firmeza y lo meció
con ternura de un lado a otro. Finalmente, limpió las
lágrimas de los dos. "Eres el caballerito más valiente
que he conocido jamás," le dijo, "y lo que Lord Henry
te hizo estuvo muy mal. Hiciste bien en contármelo,
y estoy muy orgullosa de ti – recuerda que no hay
NADA que no puedas contarme. Siempre estoy aquí
para escucharte y SIEMPRE te creeré. NO te has
equivocado en lo que has hecho."

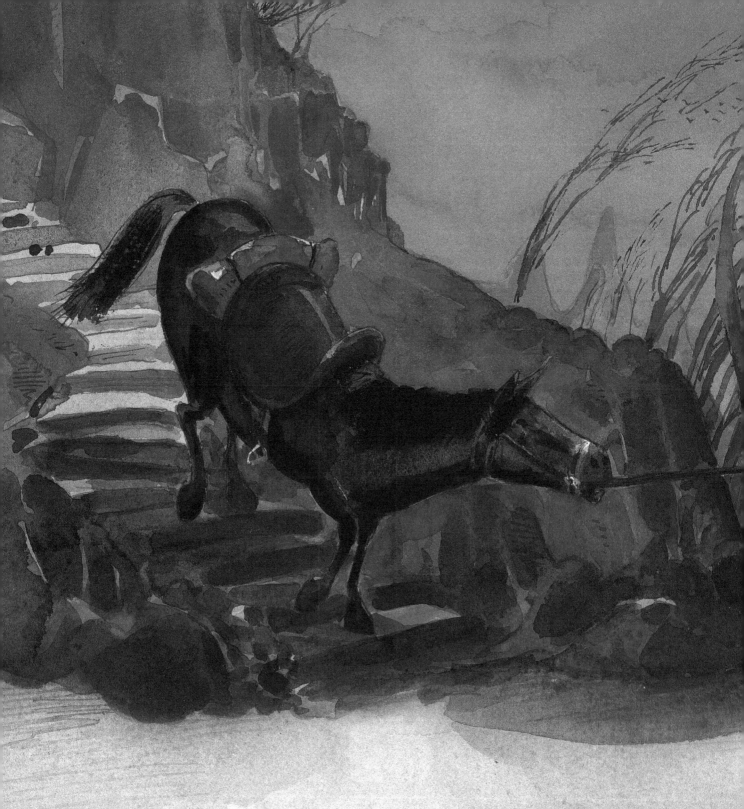

Lady Susan le prometió a Alfred que nunca jamás
volvería a ver a Lord Henry, y que le apartaría de sus
vidas para siempre. Como castigo, Lord Henry sería
expulsado de su castillo y de su reino.

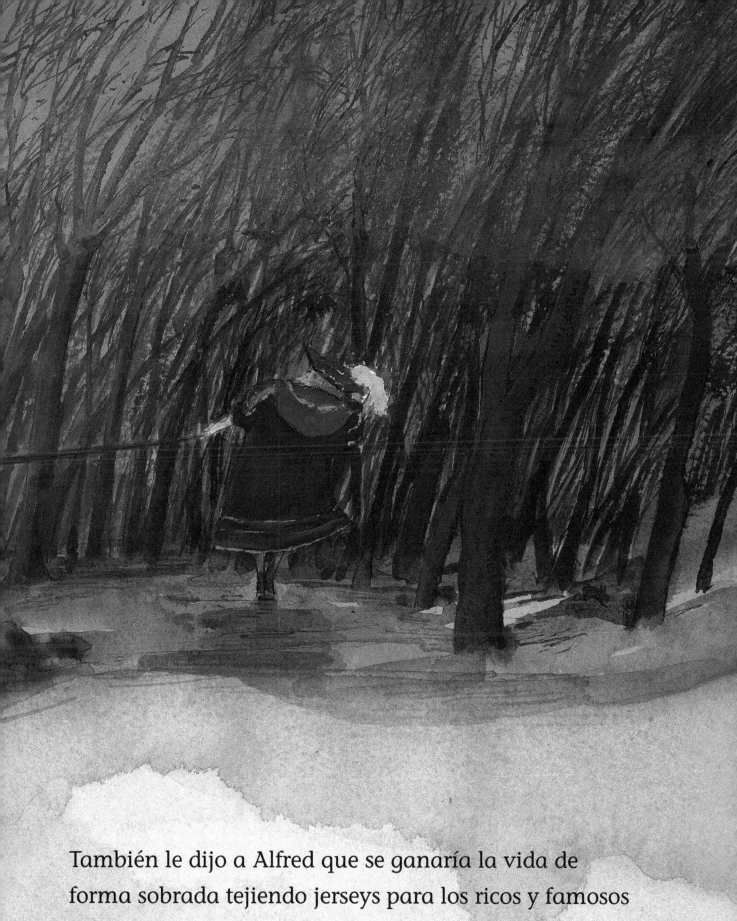

También le dijo a Alfred que se ganaría la vida de forma sobrada tejiendo jerseys para los ricos y famosos de la región, y los vendería en el mercado local.

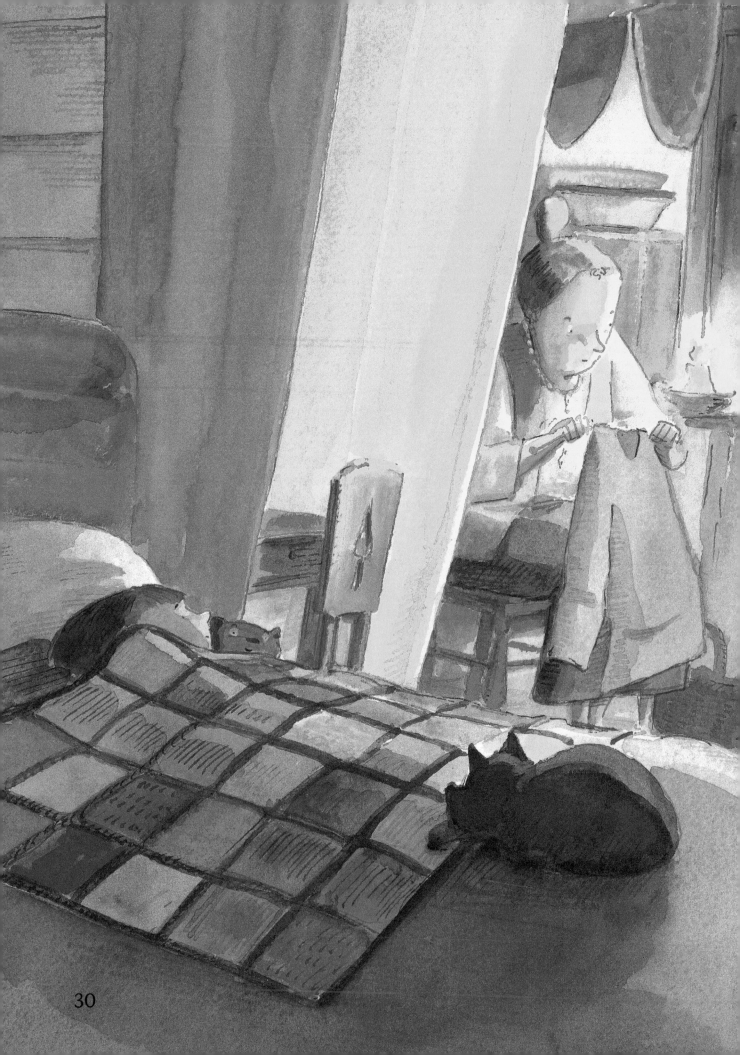

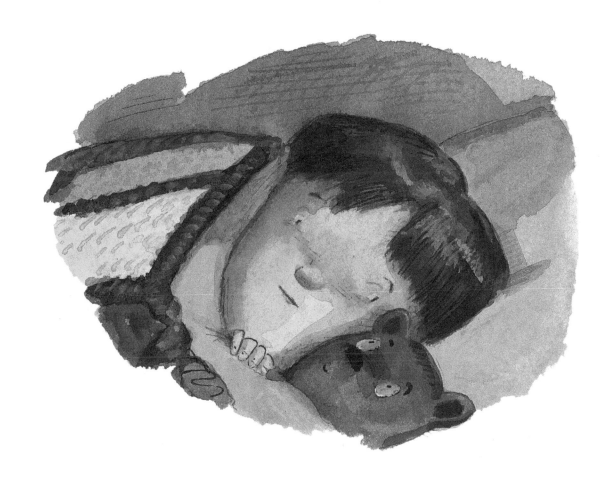

Más entrada la noche, mientras el pequeño Sir Alfred yacía acurrucado y calentito en su cama, finalmente se sintió seguro y muy querido. Se sentía orgulloso de sí mismo, porque había encontrado el valor para contárselo a su madre. Sabía y estaba seguro de que, sin importar lo horrible y espantoso que fuera un secreto, NUNCA JAMÁS debía guardarse.

Preguntas
para la charla de Padres, Cuidadores y Educadores

Cuando Lord Henry empezó a hacer cosquillas a Alfred en una forma que no le gustó, ¿hizo bien Alfred en decirle que parara? Cuando Lord Henry siguió haciéndolo, ¿qué tenía que haber hecho Alfred?

¿Por qué no le dijo Alfred a su mamá acerca de los tocamientos y las cosquillas enseguida? ¿Cómo pudo haberse sentido Alfred?

¿Debió Alfred haberle contado esto a su mamá enseguida?

¿Está permitido que alguien toque o haga cosquillas a tus partes privadas?

Y si lo hacen, ¿qué debes hacer enseguida?

¿Y qué pasa si esa persona dice que "es nuestro secreto especial" – debes guardar el secreto?

A veces existen buenos secretos, como el de no contarle a tu mamá acerca de una fiesta sorpresa de cumpleaños, o no decirle a tu abuelo qué regalo le acabas de comprar. Pero a veces hay secretos malos, como alguien que toca tus partes privadas. Un secreto como éste nunca debe guardarse. Si alguien te dice que guardes un secreto malo, ¿qué debes hacer?

¿Y a quién puedes contárselo? …Pues, efectivamente. Puedes contárselo a personas en las que realmente confías, como a tu mamá o a tu papá, o a tu profesor, o incluso a tu hermano/a mayor. Recuerda que algunos secretos nunca deben guardarse.

¿Tienes alguna pregunta sobre el cuento que te gustaría hacerme?

Para más información: www.e2epublishing.info